DE L'ACTION PHYSIOLOGIQUE

DU

NITRATE DE PILOCARPINE

ET DE

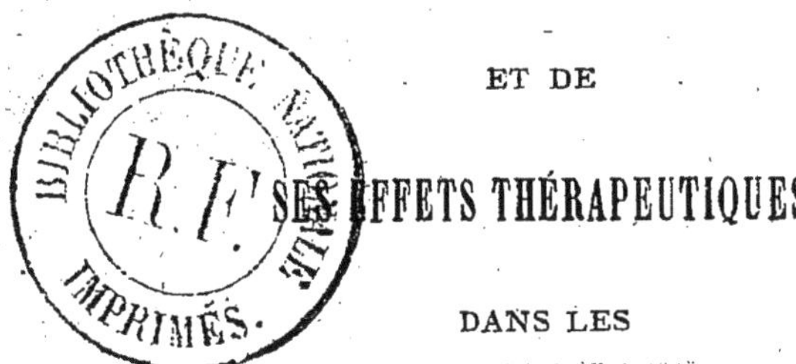

SES EFFETS THÉRAPEUTIQUES

DANS LES

AFFECTIONS OCULAIRES

PAR

Le Dr GILLET de GRANDMONT,
Secrétaire général de la Société de Médecine pratique.

AVEC FIGURES DANS LE TEXTE

PARIS
OCTAVE DOIN, LIBRAIRE-EDITEUR
8, PLACE DE L'ODÉON, 8

1878

TRAVAIL LU

A LA

Société de médecine pratique de Paris.

DE L'ACTION PHYSIOLOGIQUE

DU

NITRATE DE PILOCARPINE

ET DE

SES EFFETS THÉRAPEUTIQUES

DANS LES

AFFECTIONS OCULAIRES

Le Jaborandi (Pilocarpus pinnatus) plante importée du Brésil par M. Coutinho, a été expérimenté principalement par M. Gubler, qui l'a classé parmi les sudorifiques et les siolagogues. Mais tant que l'on dût donner le jaborandi en infusion, l'on pût attribuer une partie des effets obtenus à la quantité du liquide ingéré. La découverte de la pilocarpine extraite du jaborandi, en 1875 par M. Hardy, a permis d'établir, d'une façon définitive, la valeur du médicament.

Par une injection de quelques centigrammes sous la peau, déterminer une sueur profuse et une salivation abondante, c'était démontrer que le jaborandi, par son principe actif, peut spolier, en peu d'instants, l'économie d'une quantité considérable de ses liquides, c'était ouvrir un champ très-vaste à l'expérimentation.

Aussi le jaborandi a-t-il déjà été appliqué comme sudorifique : dans les maladies *a frigore*, dans les fièvres éruptives, dans les épanchements, les hydropisies, dans les intoxications, par virus, venins, poisons ; comme sialagogue : Dans les cas où il y a rétention de la salive, les oreillons, etc. Je n'ai pas, dans ce travail, à juger la valeur du médicament dans les cas que je viens d'énumérer, cependant je ne puis résister au désir de dire que les nombreuses applications que j'ai faites du jaborandi, m'autorisent à le considérer comme capable de modifier promptement et heureusement les affections dans lesquelles il importe de favoriser la circulation périphérique et d'abaisser la température du corps.

Le jaborandi a été employé également dans les affections de l'œil dans lesquelles on peut obtenir une déplétion, soit vasculaire, soit aqueuse du globe oculaire. Tout récemment notre collègue M. Métaxas (1) a publié, sur les injections de pilocarpine, un travail fort intéressant dont les conclusions sont les suivantes : « la pilocarpine paraît appelée à rendre de grands services dans les affections oculaires, de nature rhumatismale, compliquées de troubles du corps vitré ; » « Le travail de résorption interstitielle exalté par la pilocarpine paraît s'exercer également sur les éléments figurés du sang épanché. » Nous verrons bientôt que ces conclusions n'ont rien d'exagéré.

Dès le mois de septembre dernier, sur l'invitation du Dr Tacke, de Bruxelles, nous avons pratiqué, à notre clinique, des injections de pilocarpine pour des affections du corps vitré, mais nos résultats avaient été peu concluants, vu la faible dose de médicament injecté. Le travail du Dr Métaxas nous suggéra l'idée, tout en employant des doses plus fortes, de changer notre mode d'application. Au lieu de pratiquer les injections à la tempe, nous les fîmes sur toute autre partie du corps, au lieu de laisser les malades regagner leur domicile et reprendre leurs occupations, ce qui nuisait assurément à l'apparition des phénomènes dus à l'absorption du médicament, nous les fîmes coucher et nous les gardâmes en observation durant tout le temps pendant lequel le médicament agissait.

Nous avons pratiqué jusqu'à ce jour environ plus de 150 injections de pilocarpine sur des malades. D'autre part, grâce à l'obligeance de notre collège M. Weber, et de M. Brosse, médecin vétérinaire, nous avons pu faire aussi sur les animaux, chevaux, chiens, chats, souris, des recherches qui ont contribué à l'intérêt de ce travail.

Dans nos recherches, pour lesquelles le Dr Lacroix, notre chef de clinique, nous a été d'un grand secours, nous avons fait usage de toutes les méthodes d'investigation et de constatation que la médecine emprunte aux sciences mathématiques.

La température de la bouche, de l'aisselle ou de l'anus a été prise avant et après. Celle de chacun des yeux l'a été avec le même soin. Le pouls a été compté et consigné graphiquement pendant toute la durée de l'opération. Le nombre des globules sanguins a été calculé

(1) Clinique ophthalmologique du Dr Metaxas. Du chlorhyd. de pilocarpine, par Alenandroff. Marseille, 1877.

avant et après. Le volume de l'expuition a été relevé ainsi que le poids de la sueur. Ces liquides ont été soigneusement analysés. La force musculaire a été mesurée au dynamomètre avant et après l'action du médicament. Enfin, toutes les particularités observées ont été minutieusement consignées. C'est le résultat de ces observations que nous présentons aujourd'hui à la Société de médecine pratique.

Mais comme ces injections ont été faites particulièrement sur des malades atteints d'affections oculaires bien caractérisées, comme nous avons eu soin d'établir avant et après, l'état de la vue de nos malades, nous pourrons tirer de ce travail une appréciation fort exacte de l'action du jaborandi ou de la pilocarpine dans certains cas, déterminés d'affections oculaires.

Ce travail se trouvera donc forcément divisé en deux parties. La première comprendra l'étude de l'action physiologique de la pilocarpine sur l'économie ; la seconde, l'étude des résultats thérapeutiques que l'on peut obtenir par l'emploi de ce médicament.

Action physiologique. — Vue d'ensemble sur les phénomènes observés pendant les injections de pilocarpine.

Avant d'analyser chacun des symptômes qui se présentent après les injections de pilocarpine, il est bon de jeter un coup d'œil d'ensemble sur la série des phénomènes.

Le malade est couché, sa température est douce, sa peau sèche, son pouls calme, sa figure reposée. On pratique à son avant-bras une injection de nitrate de pilocarpine correspondant à deux centigrammes environ de sel, le malade n'éprouve ni brûlure, ni cuisson, car ce sel n'est pas irritant ni même aucune sensation particulière ; mais au bout de une minute environ, la face se colore assez vivement et le patient accuse une chaleur qui lui monte à la figure ; à peine deux minutes se sont-elles écoulées que le malade éprouve, sans se rendre compte de ce besoin, sans qu'aucun goût particulier lui arrive dans la bouche, le désir de cracher ; ce besoin va se renouveler impérieux toutes les dix secondes. En même temps la sueur commence à perler sur le front pour de là s'étendre à tout le corps ; le cœur bat avec violence et le pouls est devenu précipité, la radiale soulevée vivement retombe brusquement.

En même temps qu'apparaissent les phénomènes de la chaleur, d'expuition, d'accélération du pouls, la température du corps s'élève pour s'abaisser peu à peu, à mesure que la sueur s'écoule plus abondante.

Cet ensemble de phénomènes dure environ une heure ; mais avec une intensité qui va peu à peu en diminuant ; bientôt le patient accuse un sentiment de refroidissement ou même un petit frisson, c'est le signal de la cessation de la transpiration, l'expuition dure quelque temps encore, mais en devenant de plus en plus rare.

En tout, une heure et demie s'est écoulée, le patient se lève, sans garder de cette médication, autre chose qu'un besoin assez impérieux de prendre de la nourriture.

Si au moment où tout est terminé on reprend la température et le pouls du malade, on constate que celle-ci est abaissée de plusieurs dixièmes de degré et que le pouls a repris ses caractères primitifs, mais que le nombre des battements a diminué.

Si avant l'injection on a compté à l'hématimètre, les globules rouges sanguins on constate généralement que leur nombre a augmenté dans une proportion assez directe avec le poids de sueur et de salive perdues par le patient.

En résumé, étant donné un malade dont la température oculaire initiale est de 36,2, la température buccale de 37,0, le pouls de 76, le nombre des globules rouges de 4,500,000 ; si l'on injecte par la voie hypodermique 2 à 3 centigrammes de nitrate de pilocarpine on verra bientôt le pouls arriver à 100, 110 et la température s'élever jusqu'au moment où la transpiration s'établit ; à ce moment la température s'abaisse et le résultat final est celui-ci : abaissement de la température qui devient 35,5 pour l'œil et 36,4 pour la bouche, pouls à 70, globules sanguins au chiffre de 5,100,000 en même temps qu'il y a eu déperdition de 200 à 300 grammes de salive et de près de 150 à 200 grammes de sueur.

Tel est l'ensemble ces phénomènes généralement observés. Nous allons reprendre chacun d'eux en détail et nous terminerons ce travail par l'exposé des importants résultats thérapeutiques obtenus dans les affections oculaires. Ils sont surtout importants dans l'atrophie commençante des nerfs optiques dans l'amblyopie nicotinique et dans les affections hémorrhagiques ou autres du corps vitré.

Influence de la dose du médicament et du siége de l'injection. — Dans toutes nos recherches nous avons fait usage du nitrate de pilocarpine, ce sel semble moins irritant pour le tissu cellulaire sous-cutané que le chlorhydrate et il paraît être mieux supporté à dose égale. Il est du reste bon de procéder toujours avec une certaine prudence dans l'administration de ce médicament qui présente parfois des propriétés beaucoup plus actives que d'autres sans que l'on ait pu encore expliquer chimiquement cette différence d'artères. Il est du reste bon de tenir compte de ce que le chlorhydrate contient à poids égal 1/10 en plus de pilocarpine que le nitrate.

C'est par la voie hypodermique que nous avons introduit chez l'homme de 1 à 4 centigrammes de nitrate de pilocarpine. Ainsi qu'il est facile de le prévoir les effets ont une intensité d'autant plus grande que la dose est plus forte. Un centigramme chez l'homme produit des résultats qui passent à peu près inaperçus, à peine la salivation est-elle un peu plus abondante. Chez le chien de taille moyenne 2 centigrammes produisent de bons effets, quatre l'abattent pour tout le jour. Un demi centigramme épuise pour 13 heures un chat de moyenne taille. Un quart de centigramme fait après plusieurs heures mourir une souris dans les convulsions; Cinquante centigrammes sont aisément supportés par le cheval,

Le lieu de l'injection paraît avoir une certaine influence sur la rapidité d'apparition des phénomènes physiologiques. Deux piqures à la nuque furent suivies presque instantanément de rougeur à la face, de sueur profuse et d'expuition. Les piqûres ont produit à la jambe des effets moins prompts et moins marqués qu'au bras. Très souvent le premier sentiment de chaleur s'est manifesté du côté de la face correspondant au bras dans lequel l'injection avait été faite.

Sentiment de chaleur qui suit immédiatement l'injection. C'est environ après 1 minute 1/2 que le malade accuse un sentiment de chaleur à la face, sentiment qui se généralise bientôt à la totalité de la tête pour s'étendre au corps entier; cependant nous avons constaté chez certaines femmes que les extrémités restaient froides, bien que le corps fût couvert de sueur. Chez l'une d'elles alors que la diaphorèse était à son summum, le thermomètre placé dans la main resta à 15° centigrades. Chez une autre, un tremblement général persista pendant toute la durée de l'opération bien que le sentiment de froid ne se manifesta qu'aux mains et aux pieds. Interrogée, la malade répondait que ce tremblement n'était le résultat d'aucun malaise.

Nous avons constaté ce même tremblement chez les animaux, cheval, chien, chat, cependant le thermomètre n'accusait pas d'abaissement de température; et la sueur ou la salive coulaient en abondance. Chez l'homme le frisson apparaît généralement au moment où la sueur cesse; c'est-à-dire 1 heure environ après le début de l'injection.

Modifications de la température. — La notation de la chaleur avant, pendant et après l'injection de pilocarpine nous a donné des résultats fort intéressants.

La température a été prise le plus souvent dans la bouche, quelquefois dans l'aisselle chez l'homme et toujours dans l'anus chez les animaux. Chez l'homme nous avons toujours eu soin de mesurer sa température oculaire avant l'injection. Nous nous sommes servis pour cette recherche de nos thermomètres oculaires, ceux que nous avons fait construire récemment par M. Alvergniat sont maximés et par cela même d'un emploi très-facile.

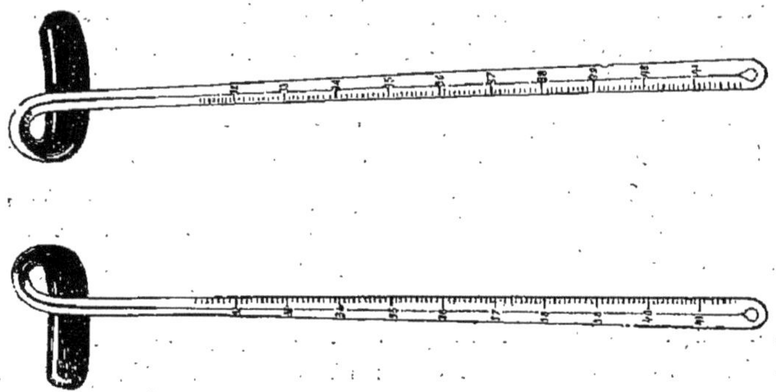

Thermomètres oculaires à Maxima.

Après cessation de l'action du médicament la température a été reprise dans les mêmes conditions. Ainsi que nous l'avons dit au début de ce travail, nos recherches portant sur plus de cent cinquante observations, nous présentons ici un chiffre moyen qui offre selon toute probabilité une grande exactitude. Dans les yeux l'abaissement de température, 1 heure environ après l'injection, est en moyenne de 8 dixièmes de degrés centigrades. Dans la bouche l'abaissement de température n'a été que de 6 à 7 dixièmes centigrades. Cette différence avec la température oculaire vient sans doute de ce que la bouche fait d'incessants efforts pour rejeter la salive qui l'inonde et élève par conséquent sa température.

Dans certaines observations il a été noté une élévation de température, c'est là un fait rare qui ne s'est rencontré que chez les malades qui n'avaient pas transpiré.

Chez le chien la sueur est à peine perceptible, aussi ne voit on l'abaissement de température apparaître que longtemps après que tous les effets de l'absorption ont disparu. Chez le cheval comme chez l'homme la température s'abaisse dès que la transpiration commence.

En résumé il ressort de nos recherches que les injections de pilocarpine ont pour résultat d'abaisser la température de près d'un degré, cela dans un espace de temps très-limité. La durée de ce phénomène est de plusieurs heures.

Des modifications de la circulation. — La pilocarpine est l'une des substances à l'aide desquelles on pourrait le plus aisément démontrer la rapidité d'absorption dans le tissu cellulaire. En effet, à peine une minute ou une minute 1/2 s'est-elle écoulée aprés l'injection sous-cutanée, qu'une rougeur très-manifeste avec sentiment de chaleur apparaît à la face pour de là s'étendre à tout le corps qui entre en sueur en même temps que la salive afflue dans la bouche. Du côté du pouls, les manifestations de l'absorption sont aussi saillantes ; le pouls s'élève peu à peu, et devient plus fréquent, la radiale soulevée violemment, s'affaisse brusquement pour se relever avec la même puissance sous l'ondée sanguine. Au bout de 2 à 5 minutes, le pouls a atteint son maximum de fréquence ; à ce moment il présente 1/3 en plus environ des pulsations du pouls initial. Ainsi si au début on avait compté 76 battements, on en trouve 100, quelquefois 120, 130 2 à 5 minutes après l'injection. Pendant 1/4 d'heure environ, le pouls garde à peu près la même intensité, la même fréquence, puis peu à peu il se calme et au bout d'une heure à une heure et demie il a repris ses caractères primitifs; enfin, il devient moins fréquent et plus souple qu'au début, si bien que si l'on compte les battements de la radiale deux heures après l'injection, on les trouve généralement inférieurs de quelques unités au pouls initial. Chez le chien, la fréquence du pouls dure plus longtemps que chez l'homme et elle est surtout bien marquée ; il nous est arrivé chez des chiens qui avaient 72 au début, de compter au moins 144 par minute, et encore ne sommes-nous pas bien sûr de n'avoir pas laissé échapper quelques battements tant ils étaient rapprochés.

Chez le cheval, c'est au bout de dix à douze minutes seulement que nous avons noté le maximum de fréquence du pouls qui de 48 a passé dans une observation à 72.

Ces modifications de la circulation sont bien plus aisément appréciables au sphygmographe. Chez plusieurs de nos malades nous avons suivi, avec le Dr Bouloumié, qui a bien voulu nous prêter l'appui de ses lumières, l'opération pendant deux heures consécutives, et nous avons enregistré graphiquement le pouls pendant tout ce temps. Le pulsographe d'Ozanam est très-utile pour ce genre de recherches, à cause de la longueur des bandes qu'il permet d'employer ; mais il offre le grave inconvénient de déformer le tracé du pouls. Les tracés que nous allons présenter sont donc altérés ; mais ils sont toujours comparables entre eux, c'est pour cela que nous les avons conservés.

Nous avons recueilli plus de 200 mètres de tracés. Leur lecture mérite quelque attention. Etant donné un pouls normal à 64, le sphygmographe donne une ligne d'ascension se rapprochant de la verticale régulière presque droite, une ligne de descente beaucoup plus inclinée et présentant, au lieu d'être rectiligne, un ou plusieurs soulèvements (dicrotisme du pouls) avant d'arriver au point maximum d'abaissement d'où repart la ligne d'ascension. Eh bien ! aussitôt l'injection faite, à mesure que les battements se précipitent, on voit la ligne ascendante augmenter de hauteur jusqu'à égaler deux fois l'ascendante primitive ; et la ligne descendante, au lieu de conserver la dirction oblique, se rapprocher de la verticale et perdre toute trace de dicrotisme, de sorte que la courbe, ainsi décrite, se rapproche très-sensiblement d'un triangle isocèle. En même temps, le nombre des courbes tracées augmente, au point qu'on en compte jusqu'à 120 à la minute. Peu à peu ces caractères s'effacent et au bout d'une heure et demie à deux heures, le sphymographe enregistre de nouveau tous les caractères d'une circulation normale dans laquelle tous les temps sont nettement délimités.

En jetant les yeux sur les tracés ci-joints, on verra d'abord le tracé sphygmographique d'une jeune fille (Observ, 3127) avant l'injection (1).

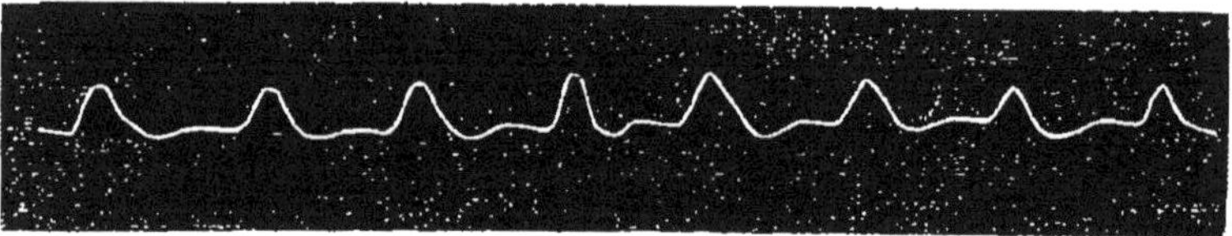

Pouls avant l'injection.

Bien que ce tracé soit défectueux en lui-même, il reste cependant comparable au suivant, qui a été pris quatre minutes après l'injection de pilocarpine.

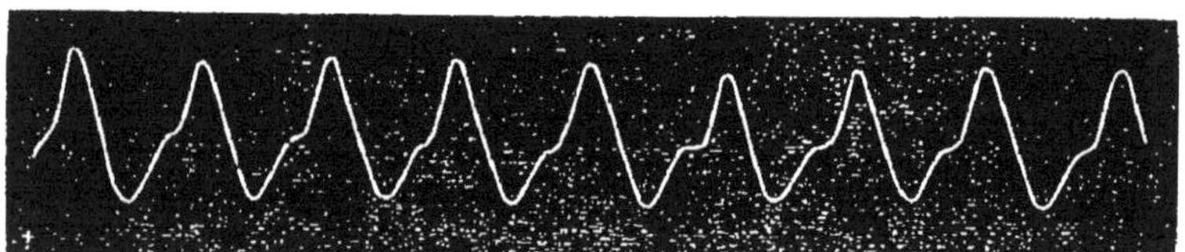

Pouls 4 minutes après l'injection.

On voit ici que les impulsions cardiaques sont plus fortes et que la radiale retombe vivement sans que la tonicité vasculaire puisse retenir le sang. Si l'on compte le nombre des impulsions, on verra aussi qu'il est augmenté.

Si l'on reprend le pouls quelques minutes plus tard, on verra que

(1) Ces bois ont été mal gravés. Le lecteur habitué aux tracés syphygmographiques doit les interpréter.

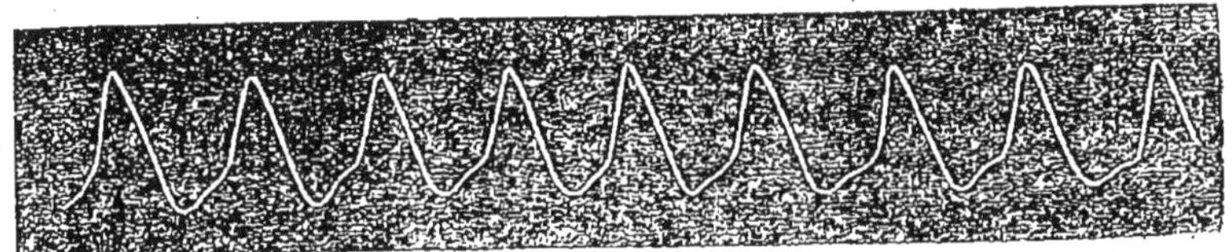

Pouls 12 minutes après l'injection.

déjà le pouls se calme, que les impulsions cardiaques sont moins puissantes et moins précipitées.

Parfois, les différences entre le pouls initial et le pouls de 2 à 5 minutes après l'injection, sont encore plus marquées. En voici un exemple tiré de l'observation 3184.

Le pouls, au moment de l'injection, est précipité sans doute à cause de l'émotion. Mais les impulsions du cœur ne sont pas très-violentes, et la tonicité artérielle est normale.

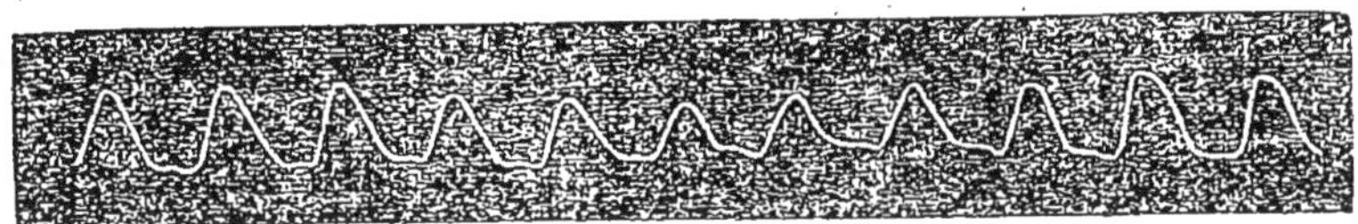

Pouls au moment de l'injection.

Mais à peine deux minutes se sont-elles écoulées que la scène change, les impulsions sont des plus violentes et la tonicité artérielle est nulle.

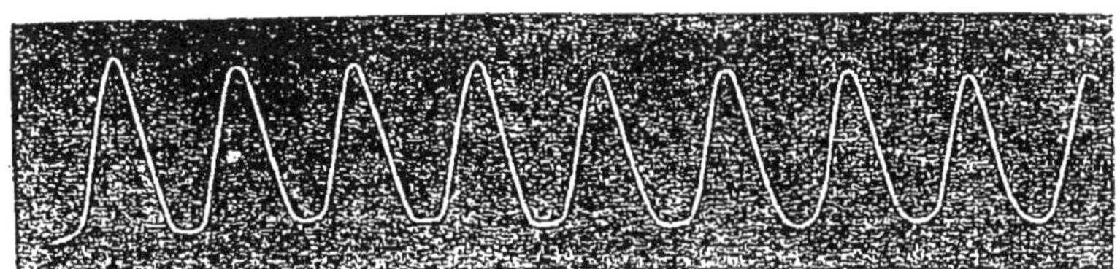

Pouls 2 minutes après l'injection.

Comment peut-on expliquer à la fois ces poussées de chaleur, cette diaphorèse abondante et cette sécrétion exagérée des glandes salivaires et autres, ainsi que les modifications circulatoires consignées par le sphygmographe, si ce n'est par la paralysie des vasomoteurs. Par l'effet de cette paralysie, les capillaires gorgés de sang rougissent la face, congestionnent les glandes et excitent les sécrétions, en même temps qu'ils favorisent l'écoulement du sang artériel et diminuent la tension artérielle ; ce qui permet à l'artère de se soulever plus violemment pour retomber brusquement, sans que le dicrotisme qui semble dû en partie à l'élasticité artérielle, puisse se manifester. D'où il résulte que la courbe décrite par l'artère doit se composer comme nous l'avons dit plus haut, d'une ascendante et d'une descendante presque rectilignes et se rapprochant presqu'également de la verticale.

Dans les circonstances où nous avons rencontré des malades qui durant l'injection étaient pris de tendances à la défaillance ou de nausées, il n'existait pour ainsi dire plus de tracé sphygmographique.

Des sécrétions. — De la sueur ; nous l'avons dit c'e t au front que la sueur apparaît d'abord ; elle s'étend de là à tout le corps et coule parfois avec abondance.

Certains malades ont perdu 500 gram., d'autres quelques gram. seulement. La moyenne est de 200 gram. Ce chiffre nous semble être au-dessous de la réalité à cause de la perspiration et de l'évaporation dont nous n'avons point tenu compte. Voici comment, en effet nous avons procédé pour apprécier le poids de la sécrétion : Les malades étant couchés dans un drap sous lequel a été placée une toile cirée ; le poids des vêtements qu'ils conservent, ainsi que celui du drap de lit est noté soigneusement avant l'injection et dès que l'apparition du frisson signale la cessation de la transpiration, les vêtements et le drap sont de nouveau pesés. L'excès de poids donne la quantité de liquide perdu.

Chez le chien nous avons pu constater à la base des poils une certaine humidité. Chez le cheval au contraire la sueur coule en grosses gouttes de toutes les parties du corps et l'on peut recueillir rapidement une quantité très-notable de liquide.

Cette récolte est beaucoup moins facile chez l'homme. Cependan à l'aide d'une éponge fine que l'on passait sur le front, nous avons pu obtenir une quantité de sueur suffisante pour permettre à notre collègue, M. Limousin, d'en faire une analyse sommaire. Ce liquide avait une réaction très-faiblement acide. Traité par le réactif de Winkler, il donnait un précipité qui se dissolvait à chaud, caractère distinctif des alcaloïdes. Il est donc évident que la sueur contenait une certaine proportion de pilocarpine.

Dans les expériences que nous avons faites sur le cheval, il nous a été facile de recueillir une grande quantité de sueur, dans laquelle on a constaté également une faible acidité et la présence de la pilocarpine décelée par le réactif de Winkler.

Mais le précipité se dissolvait de lui-même dans le liquide. C'est à une particularité dont nous ne connaissons pas encore l'explication.

De l'expuition. — Deux minutus à deux minutes et demi après l'injection, sans que le malade éprouve dans la bouche aucun mauvais goût, aucune sensation particulière, la salive inonde la cavité buccale. Dès lors l'expuition commence pour se continuer de dix en dix secondes pendant une heure environ, rarement plus longtemps. La quantité de salive rejetée pendant ce temps peut être évaluée en moyenne à 300 centimètres cubes. M. Limousin qui a bien voulu se charger de faire un grand nombre d'analyses de ce liquide l'a trouvé clair, filant, avec une densité de 1007 en moyenne, une réaction très-alcaline et un pouvoir saccarifiant normal.

Le réactif de Winkler y a décélé toujours la présence de la pilocarpine.

La récolte de la salive chez le chien est très-difficile parceque cet animal déglutit sans cesse ; mais chez le cheval il est aisé d'en recueillir de grandes quantités. Dans une circonstance, en une heure un cheval nous en a donné plus de 8 kilogr., chez cet animal le canal salivaire que l'on sentait au doigt était gros comme le petit doigt. Une portion de ce liquide a été analysé, on a noté les mêmes particularités que pour la salive humaine.

L'effet sialagogue est l'un des effets les plus constants du jaborandi, nous l'avons constaté chez tous les animaux, même chez la souris.

C'est ce qui nous conduit à conclure que les glandes salivaires sont l'une des principales voies d'élimination du jaborandi.

Il est bon de noter ici que lorsque l'homme ne salive pas, il est souvent pris de vomissements dus probablement à l'action de la pilocarpine sur l'estomac.

Dans ce cas il y a souvent malaise, nausées, tendance à la syncope.

Ce qui nous a paru amener un soulagement dans l'état des malades, ce sont les inhalations d'acide acétique. Du reste nous n'avons jamais eu de syncope réelle ; mais seulement défaillance.

Des urines. — Un très-petit nombre de nos malades ont manifesté le besoin d'uriner ; et nous avons toujours observé que la miction s'était toujours rencontrée chez les personnes chez lesquelles la transpiration était peu abondante ou presque nulle.

Les urines ont été analysées ; elles sont généralement acides, et comparées à l'urine recueillie avant l'injection, elles ont offert peu de différence ; ainsi on a le plus souvent noté densité à peu près normale, pas d'albumine, pas de sucre, à peu près autant d'urine, quelquefois moins, d'autre fois plus. Peu ou pas de traces d'alcaloïde.

Si comme nous le disions tout à l'heure l'urine semble être en raison inverse de la sécrétion sudorale, on doit penser que chez le chien qui ne transpire pas, l'abondance de l'urine sera considérable et que chez le cheval qui transpire énormément, la miction sera nulle ou à peu près. C'est en effet ce qui a lieu et c'est ce que nous avons noté dans nos observations.

De là on peut conclure que les urines ne sont que secondairement chargées d'éliminer la pilocarpine.

Du larmoiement. — L'exagération des secrétions lacrymales a été notée par les auteurs qui ont fait les premières recherches sur le Jaborandi. Dans nos propres observations nous avons consigné que l'œil devient larmoyant chez l'homme ; mais que les larmes ne s'écoulent pas sur les joues ; tandis que chez les animaux, chez le cheval en particulier, les larmes tombent à terre, en gouttes précipitées.

La sécrétion nasale semble également exagérée ; mais son abondance doit être, en grande partie, attribuée à l'écoulement des larmes par les conduits lacrymaux.

Le mucus bronchique semble aussi un peu exagéré, aussi l'homme éprouve-t-il le besoin de tousser pendant qu'il est sous l'influence de la pilocarpine. Les animaux toussent aussi de temps en temps. La sécrétion étant liquide, se détache aisément et sans effort, c'est pour cela que la toux n'est jamais quinteuse.

Des sécrétions du tube digestif. — L'hypersecrétion du mucus de tout le canal digestif est indiscutable. Chez l'homme nous avons noté quelquefois des nausées suivies du rejet d'un liquide glaireux filant, analogue à la salive. Mais rien ne nous a démontré jusqu'ici qu'une portion de ce liquide ne venait pas de l'estomac. Rarement il s'est trouvé coloré très-faiblement par un peu de bile.

Le chien vomit beaucoup après les injections de philocarpine, le chat aussi ; mais le cheval ne fait aucun effet de vomiturition ; cependant chez lui l'hypersecrétion du tube digestif est encore démontrée par les selles diarrhéiques ; toutefois elles sont loin d'être liquides comme celles du chien. Chez cet animal, ainsi que chez le chat, le mucus intestinal s'écoule en filet, sans le moindre effort. Chez l'homme, nous n'avons qu'une seule fois, sur plus de 150 injections, noté une action du côté des intestins ; mais il est certain pour nous que si chez nos malades la diaphorèse eut été supprimée ou même seulement entravée ; l'effet purgatif de la pilocarpine se fut alors nettement manifesté.

De la sécrétion utérine. — Nous avons eu occasion de pratiquer des injections hypodermiques à l'approche de l'époque cataméniale ou pendant les règles, et nous avons pu nous assurer que cette médication n'a aucune influence sur l'apparition plus ou moins rapide du flux ménorrhagique et que l'abondance de l'écoulement n'est point modifié. Le fait est important à signaler, puisqu'il semble être en contradiction avec l'action paralysante de la pilocarpine sur les vasomoteurs.

Des modiflations du sang. — Il était tout naturel de penser qu'en soustrayant à l'économie une quantité notable de ses liquides, il devait en résulter uné augmentation relative des éléments figurés du sang. La numération des globules au moyen de hématimètre d'Hayem avant et après l'injection de pilocarpine nous a montré qu'il y avait toujours augmentation de nombre. Cette augmentation que nous avons notée après la première heure ne persiste assurément pas et le lendemain on retrouve à peu de choses près le même chiffre que la veille. L'augmentation moyenne est de 700,000 globules environ.

Nous disions que nous avons toujours consigné une élévation du chiffre des globules; cependant dans plusieurs circonstances la seconde numération a donné un chiffre inférieur à celui de la première; mais ce fait s'est rencontré chez des malades qui avaient eu des vomissements, comme si le vomissement avait une certaine influence sur le nombre des éléments solides du sang. C'est là une question qui est encore pour nous à l'étude.

Dans certaines affections générales les globules sanguins se ressentent du trouble de la constitution et ils offrent des modifications appréciables au microscope. Nous avons eu plusieurs fois l'occasion de constater, soit chez des anémiques dont les globules sont pâles et gonflés, soit chez des syphilitiques dont les globules se framboisent avec une rapidité remarquable, qu'après l'injection, les globules devenaient plus résistants et que le nombre des éléments altérés était moins considérable que primitivement. Ce fait est peut-être pour beaucoup dans les résultats brillants que donnent dans la thérapeutique oculaire les injections de pilocarpine.

Puisque le sang était ainsi modifié, il était intéressant de s'assurer si la force musculaire ne ressentait pas une heureuse influence de cette médication. Notre conviction est que le résultat final est en faveur du développement musculaire, du reste les malades se déclarent plus ardents au travail après ce traitement; mais ce qui est actuellement démontré par l'observation, c'est que la force musculaire semble un peu diminuée après l'injection de pilocarpine ; cela paraît devoir être expliqué par la perte des liquides soustraits à l'économie; du reste le besoin de prendre des aliments qu'accusent tous les malades semble être bien en rapport avec cette explication. Mais ce qui est surtout remarquable, c'est que les malades demandent plutôt à manger qu'à boire ; chez la plupart la soif n'est même pas augmentée pendant les 24 heures qui suivent l'injection. Un cheval qui avait sué en abondance et qui avait salivé 8 kilog en une heure préféra immédiatement l'avoine et le son au fourrage en vert.

De l'action sur la pupille. La pilocarpine donnée en collyre est un puissant constricteur de la pupille ; mais elle agit très-peu sur l'iris lorsqu'elle est donnée par voie hypodermique ; et cela se comprend puisque les excrétions rejettent immédiatement la plus grande quantité de médicament.

Si l'on a instillé primitivement, de l'atropine dans l'œil, l'action de la pilocarpine sur l'iris sera nulle et les effets syalagogues et sudorifiques seront très-affaiblis.

DES EFFETS THÉRAPEUTIQUES.

Pour peu que l'on jette les yeux sur le tableau qui accompagne ce travail et qui résume nos recherches sur les injections de pilocarpine, on sera convaincu que nous nous sommes mis autant qu'il est possible à l'abri des erreurs d'interprétation. Je ne ferai donc ici qu'exposer brièvement les conclusions auxquelles nous sommes arrivés renvoyant en dernier ressort aux observations qui terminent ce travail.

Dans les affections externes de l'œil nous n'avons point eu l'occasion d'appliquer d'une façon suivie, ce médicament par voie hypodermique, nous ne pouvons dire quelle en est la valeur ; cependant il paraît agir favorablement dans les cas où la tension intra-oculaire est trop considérable puisqu'il a, comme nous le verrons plus loin, le pouvoir de favoriser la déplétion du globe.

Les iritis chroniques spécifiques, obs. nº 3124, ou rhumatismales, obs. nº 2754, soit simples soit compliquées d'altérations de la cornée comme dans la kératite d'Hutchinson. Obs. nº 3197, nº 2003 éprouvent une heureuse influence de cette médication. Dans l'observation nº 3124. Iritis spécifique de l'œil gauche, l'acuité est rapidement passé après trois injections, de 1/4 à 1/2.

Dans l'observation 3127 kérato-iridite hérédo-syphilitique d'Hutchinson ; l'acuité de 1|18 dans l'œil droit et de 1/9 dans l'œil gauche est arrivée à 1 dans les deux yeux ; cela après trois injections de pilocarpine. La jeune fille de l'observation nº 2003 avait des taies épaisses de la cornée avec épanchements plastiques des pupilles suite de kérato-iridite hérédo syphilitique. Son acuité était de 1/12 à droite et 1/15 à gauche ; quatre injections de pilocarpine lui ont donné 1/4 à droite et 1/5 à gauche.

Le travail du Dr Metaxas a démontré que la pilocarpine agit favorablement dans les affections oculaires compliquées de troubles ou même d'hémorrhagie du corps vitré. Notre observation no 2883 confirme cette assertion ; elle rapporte en effet l'histoire d'une femme qui souffrant vivement d'un rhumatisme articulaire aigu, fut prise subitement dans son lit de perte de la vue. Son acuité visuelle était de 1/12 à droite tandis que l'œil gauche percevait seulement la lumière. Deux injections sont pratiquées, les hémorrhagies se résorbent et l'acuité devient égale à 1/9 des deux côtés. Mme Leroy, observation no 2965 cet atteinte d'apoplexie double des corps vitrés ; elle est presque réduite à la cécité. Son acuité à droite est de 1/60, à gauche de 1/12. Nous lui injectons en cinq fois 10 centigrammes de pilocarpine et son acuité passe à 1/18 pour l'œil droit et 1/18 pour l'œil gauche.

Mme Massé, observation no 3188 a été atteinte d'un glaucome hémorrhagique double, qui lui a enlevé la vision. Opérée par nous elle recouvre 1/2 de son acuité à droite ; dans l'œil gauche l'opération ne modifie pas la cécité ; l'atrophie de la papille excavée semble complète. Sept injections de pilocarpine sont pratiquées et l'acuité devient égale à 1 dans l'œil droit ; elle reste nulle à gauche.

Mme Adrien, observation no 3527 est frappée tout à coup de cécité, l'un de ses yeux est perdu depuis longtemps par un staphylome, l'autre est atteint de glaucome aigu. Cette malade est opérée par iridectomie. Le retour à la vision se fait peu à peu; mais il semble rester stationnaire à 1/4. Six injections de pilocarpine la ramène à 1/2 de l'état normal.

Le ramollissement du corps vitré avec mouches volantes et myopie progressive suite de choroïdites atrophiques et staphylomes postérieurs est heureusement modifié par la pilocarpine. Ces faits que que nous croyons être le premier à signaler sont de la plus haute importance puis qu'ils établiraient qu'il existe une médication active pour une affection restée jusqu'à ce jour au-dessus des ressources de l'art. Voici le résumé des observations qui viennent à l'appui de notre manière de voir.

M. Mauguière, observation no 2378 est atteint depuis longtemps de choroïdite atrophique contre laquelle les médications sont restées impuissantes, son acuité au 12 mars est dans l'œil droit de 1/2 et de 1/18 dans l'œil gauche. Nous lui injectons en deux fois 6 centigrammes de nitrate de pilocarpine et le 14 mai son acuité devient 2/3 à droite et sans changement à gauche.

Mme Liogier, observation no 3482 se plaint d'avoir dans l'œil droit, une mouche volante de forme fixe qui grandit depuis plusieurs semaines. A l'ophthalmoscope nous constatons qu'elle est atteinte d'un double staphylome postérieur commençant avec ramollissement du corps vitré à droite. Sa myopie est égale sept dioptries. Son acuité pour la vision à distance est égale à 1/9 des deux yeux, mais les verres concaves corrigent la myopie pour les courtes distances. Elle est soumise tous les deux jours à une injection de 3 centigrammes de pilocarpine. Au bout de trois à quatre séances la malade constate que sa vue devint plus claire, puis qu'elle reconnaît les objets à une plus longue distance. Ce traitement est continué; au bout de quatorze injections, le 15 mai l'acuité pour la vision à distance est égale à 1/4 dans l'œil droit et à 1/5 dans l'œil gauche. En même temps le corps flottant est d'une étendue et d'une opacité notablement moindres. Cette observation démontre que la pilocarpine en injection agit sur la sécrétion des humeurs de l'œil, en diminue l'abondance et peut par là faire retrograder la myopie dite progressive.

La résorption des hémorrhagies rétiniennes et des exsudats plastiques de cette membrane est favorisée d'une façon indubitable par la pilocarpine. En voici un exemple frappant : M. L... (obs. 3439), a contracté autrefois la syphilis, contre laquelle il n'a pas suivi de traitement régulier. Depuis quelques semaines il s'aperçoit que la vue baisse principalement dans l'œil droit. L'examen ophthalmoscopique nous permet de constater une rétinite double très-prononcée droite avec foyers hémorrhagiques de ce côté. M. L... a pour acuité au 28 mars, 1/24 pour l'œil droit et 1/6 pour l'œil gauche. Il est soumis aux injections de pilocarpine; ses foyers hémorrhagiques se résorbent, et au bout de 7 injections son acuité est égale pour l'œil droit à 1/5 et pour l'œil gauche à 1/4, mais le malade est contraint de suspendre pendant trois semaines la médication; en quelques jours sa vue dans l'œil droit retombe plus bas que 1/60. L'examen ophthalmoscopique nous révèle alors l'apparition d'un exsudat rétinien épais qui masque la totalité de la papille et une grande partie du fond de l'œil. Les injections de pilocarpine sont recommencées, la vue s'améliore de nouveau rapidement, et le 11 mai l'acuité est la suivante: œil droit 1/5, œil gauche 1/4.

Il nous reste enfin à parler de l'action du jaborandi, dans l'atrophie commençante des nerfs optiques. Les résultats que nous avons obtenus sont surprenants. S'ils se généralisaient, on aurait dans le jaborandi une médication absolue contre l'atrophie blanche au début. Voici les faits : M. Raux (obs. 2993) s'aperçoit que de jour en jour sa vue faiblit de plus en plus. Lorsqu'il se présente à nous, les pupilles sont dilatées, l'acuité est égale à 1/9 dans l'œil droit et 1/8 dans l'œil gauche. La dyschromatopsie est très-avancée, le bleu, le jaune et le gris sont seuls perçus avec leur couleur normale. L'examen ophthalmoscopique nous permet de constater une atrophie blanche des papilles, plus prononcée dans l'œil gauche que dans l'œil droit.

Il n'y a pas de phénomènes cérébraux ; mais seulement impuissance depuis plusieurs mois.

Soumis à des injections successives de 2 à 3 centigrammes de pilocarpine, le malade ressent une amélioration progressive et éprouve même pendant qu'il est sous l'influence de la médication des érections pénibles. Peu à peu sa vue reprend de son acuité, le malade peut bientôt lire, et le 3 mars l'acuité de l'œil droit est de 1/2 et celle de l'œil gauche de 1/3.

Mme Coconnier (no 3184) est atteinte d'une atrophie blanche confirmée dans l'œil gauche avec perte absolue de toute perception lumineuse. Elle est soumise successivement à 8 injections de 2 à 3 centigr. de pilocarpine. Les résultats sont presque nuls cependant ils ont encore leur importance vu le degré absolu d'atrophie. La malade, au 8 avril, a recouvré la perception lumineuse dans une portion de son champ périphérique.

Mlle Martin (obs. 3138) est ateinte d'atrophie commençante des nerfs optiques. L'acuité, au 30 janvier, est de 1/3 dans les deux yeux. Les papilles, à l'ophthalmoscope, nous apparaissent exsangues dans tout le segment interne. 5 injections de pilocarpine sont faites à la dose de 2 à 3 centig. Peu à peu la vue s'améliore, et le 18 février elle est de 1/2 dans les deux yeux.

M. Nicollet (obs. 3327) est atteint d'amblyopie nicotinique, l'anémie des papilles est déjà constante, l'acuité du reste est de 1/4 à droite et de 1/3 à gauche. Le tabac est absolument supprimé. 5 injections de pilocarpine à la dose de 3 centig., suffisent à ramener la vision à 2/3 d'acuité, pour les deux yeux. Depuis le 7 avril, époque correspondante à cette amélioration, nous avons revu le malade, qui accuse encore une nouvelle amélioration dans sa vue.

La parésie rétinienne est une affection réelle de l'œil, carectérisée par un affaiblissement de la puissance fonctionnelle de la rétine, elle se rencontre principalement chez les enfants, à la suite de fièvre grave, ou de maladie générale, et elle est très-souvent la cause de strabisme. Ce n'est que par un exercice très-prolongé de l'œil que l'on peut réveiller les fonctions de l'organe. La pilocarpine, en rappelant rapidement les vaisseaux qui commençaient à s'atrophier dans la rétine, ranime les fonctions successives.

Les observations no 3598 et no 3625 en rapportent deux exemples frappants.

Pour terminer cette partie thérapeutique, nous rapporterons en deux mots l'histoire de Mme Lebègue, obs. 3334 qui se présente à nous avec une ophthalmie sympathique de l'œil gauche. L'examen de cet œil à l'opthalmoscope nous révèle un commencement d'atrophie blanche.

L'acuité a notablement baissé, les douleurs orbitaires sont très-vives. Nous pratiquons l'énucléation du globe droit; les douleurs disparaissent à gauche; mais la vue reste affaiblie; au 16 mars elle est encore égale à deux tiers. Nous pratiquons une injection de 3 centig. de pilocarpine, la vitalité se réveille dans l'organe et brusquement l'acuité devient égale à 1.

Les conclusions de ce travail seront courtes, parce que les faits concluent d'eux-mêmes. Pour nous, les injections de pilocarpine spolient l'économie d'une grande partie de ses liquides; et elles augmentent la circulation capillaire; cette double propriété nous amène à considérer ce médicament comme une des plus féconds dont puisse disposer la thérapeutique oculaire.

OBSERVATIONS.

Dans ce travail nous donnons un résumé des observations de tous les malades que nous avons traités par les injections de pilocarpine depuis le mois de septembre 1877 jusqu'au mois de juin 1878. On y trouvera la relation de traitements infructueux. Nous avons tenu à les consigner et nous croyons même que la lecture de ces mécomptes peut rendre aux praticiens de grands services en leur indiquant les cas dans lesquels ils ne doivent point fonder d'espérance sur les injections de pilocarpine. Leur présence dans ce recueil nous semble aussi donner plus de valeur aux conclusions de notre travail, parce qu'on ne peut le considérer comme le résultat d'un choix habile d'observations; mais bien comme l'ensemble de faits précis observé au jour le jour.

Observation I (no 2308).

Staphylome postérieur double. — Ramollissement du corps vitré. — Corps flottants.

Mme Monty a été soumise dès le mois de septembre 1877 à neuf injections de nitrate de pilocarpine. La malade, retournant à ses travaux, la dose était très-faible, 1/2 centigr. environ. Les phénomènes dus à l'absorption étaient insignifiants; les résultats ont été nuls. Cette observation est relatée pour montrer l'impuissance de cette médication si elle n'est point appliquée dans les conditions fixées dans ce travail.

OBSERVATION II (n° 2560).

Double décollement rétinien venant compliquer une rétinite pigmentaire avec atrophie rétino-choroïdienne.

Douvry, 22 ans, boulanger, se présente à la clinique, le 14 août 1877.

Le 9 octobre. Ponction du décollement de l'œil droit.

Après deux mois de traitement, guérison absolue du décollement; mais la vue reste à peu près nulle.

Le malade est alors soumis, dans l'espace de trois semaines, (décembre-janvier) à sept injections successives de cinq gouttes chaque fois de nitrate de pilocarpine en solution au $\frac{1}{10}$.

Sous l'influence de ce traitement le malade arrive à lire le n° 5 de l'échelle de Snellen.

Cette médication n'arrête cependant pas les progrès de la rétinite pigmentaire, et lorsque la malade quitte la clinique au mois de février, son champ périphérique a beaucoup diminué, et son acuité ne lui permet plus de lire que le n° 6 Snellen.

Il n'en pas moins constant que l'acuité s'est réveillée momentanément sous l'influence de la pilocarpine.

OBSERVATION III (n° 2943).

Iritis spécifique, œil gauche.

M, S... ne consent point à prendre le lit pour favoriser les phénomènes d'absorption. 2 centigr. 1/3 de nitrate de pilocarpine sont injectés sous la peau de l'avant-bras. La salive et la sueur sont très-abondantes; mais on est au mois de novembre, le malade, en regagnant son domicile prend froid et s'enrhume. C'est la seule injection qui soit faite. Le résultat sur la vue a été nul. Cette observation montre l'un des dangers des injections faites sur les malades qui ne gardent pas le lit.

OBSERVATION IV.

Glaucôme hémorrhagique par métastase rhumatismale.

Mme Minière, 54 ans, entre le 3 novembre à la clinique. L'acuité est de $\frac{1}{12}$ dans l'œil droit; dans l'œil gauche elle est si faible qu'elle ne peut être mesurée.

Cette malade est traitée successivement par des sangsues artificielles et des sangsues naturelles, le salicylate de soude, etc. L'hémorrhagie se résorbe en partie. La malade peut compter de l'œil gauche les doigts à 3 mètres.

Le 19 décembre. Nouvelle hémorrhagie dans l'œil gauche.

Le 29 et le 30. La malade est soumise à des injections de nitrate de pilocarpine.

Le 31. La malade déclare que sa vue s'est améliorée. A l'ophthalmoscope on distingue nettement la papille et tout le fond de l'œil; mais on reconnaît encore les traces de l'hémorrhagie.

6 janvie. L'acuité de l'œil gauche est de $\frac{1}{12}$. La trace de l'hémorrhagie a beaucoup diminué.

17 février. On ne voit plus trace d'hémorrhagie, et l'on reconnaît nettement l'excavation glaucomateuse, le corps vitré ayant recouvré toute sa transparence. Acuité OG $= \frac{1}{10}$. Il est du reste difficile de la mesurer également, la malade ne sachant pas lire.

Le 18. Dans les deux yeux l'acuité $= \frac{1}{9}$ mais l'hémiopie persiste à gauche.

Observation V.

Iritis séreuse avec synéchie postérieure. — Syphilis récente.

Mme L..., 40 ans, se pésente à la clinique le 2 octobre 1877.

Le 15. Elle est opérée de pupille artificielle. Son acuité devient après l'opération : OD $= \frac{1}{12}$ OG $= \frac{1}{20}$.

Elle est soumise successivement à trois injections de pilocarpine. Mais on ne constate pas d'amélioration manifeste.

Observation VI.

Irido-kératite, œil gauche.

M. Voisin, 56 ans, cultivateur à Ermont, entre à la clinique le 21 novembre pour une kérato-iridite de l'œil gauche, avec synéchie postérieure totale. La perforation de la cornée est à craindre, par suite d'un abcès interlamellaire-central. La vue est à peu près nulle.

Le 11 janvier. Une iridectomie est pratiquée, les douleurs disparaissent : mais la vue reste nulle par suite du dépôt plastique inflammatoire de la cornée.

Sept injections de nitrate de pilocarpine sont successivement pratiquées. Elles ont pour résultat immédiat d'enrayer le processus inflammatoire. La conjonctive perd sa vascularité et la cornée se cicatrise; mais au 14 janvier la vision n'a pas encore gagné.

OBSERVATION VII.

Apoplexie double du corps vitré; corps flottants; syphilis.

Mme Lecoq, 40 ans, entre à la clinique le 22 novembre 1877.

L'acuité visuelle le jour de son entrée est la suivante : O D $= \frac{1}{60}$ O G $= \frac{1}{12}$

Malgré le traitement ordinaire, l'acuité est la même le 5 janvier 1878.

7 janvier. Première injection de pilocarpine.

Le 8. Acuité O D $= \frac{1}{36}$ O G $= \frac{1}{6}$

Le 10 On voit la papille à gauche. On commence à l'apercevoir à droite.

Le 12. Acuité O D $= \frac{1}{18}$ O G $= \frac{1}{6}$

1er février. Après cinq injections de pilocarpine, l'acuité est la suivante : O D $= \frac{1}{18}$ O G $= \frac{1}{4}$

OBSERVATION VIII.

No 3127. — *Kérato-iridite hérédo-syphilitique d'Hutchinson.*

Mlle M..., 17 ans, entre à la Clinique le 2 janvier 1878. Les cornées sont très-troubles, l'humeur aqueuse est opalescente.

Paracentèse le 8 janvier, l'acuité devient égale à O D $= \frac{1}{18}$ O G $\frac{1}{9}$.

Le 11, le 12 et le 13 janvier, 3 injections de pilocarpine à la dose de 2 centig. 1/2, sont pratiquées chez cette malade bien qu'elle soit à son époque menstruelle. Aucun trouble hémorrhagique ne se produit.

L'acuité devient successivement :

12 janvier. — O D $= \frac{1}{9}$ O G $= \frac{1}{6}$.

Le 14. $OD = \frac{1}{6}$ faible $OG = \frac{1}{3}$.

Le 15. $OD = \frac{1}{4}$ $OG = \frac{1}{2}$.

Le 19. $OD = \frac{1}{2}$ $OG = 1$.

Le 24. $OD = \frac{1}{3}$ $OG = 1$.

Le 25. $OD = \frac{1}{3}$ $OG = 1$.

5 février. — $OD = \frac{1}{3}$ $OG = 1$.

Le 24. $OD = 1$ $OG = 1$.

Observation IX.

N° 3124. — *Iritis spécifique. Œil gauche.*

M. B..., âgé de 41 ans, charpentier, se présente à la Clinique le 2 janvier 1878, avec tout le cortége de l'iritis syphilitique. La pupille est trouble, l'iris présente quelques adhérences. Le malade est soumis au traitement rationnel, mais l'acuité au 12 janvier n'est encore que de 1/4. 3 injections de 2 centigr. 1/2 de nitrate de pilocarpine sont pratiquées chez ce malade. Dès la première, $S\ O\ D = \frac{1}{3}$ et le 15 janvier $S\ O\ D = \frac{1}{2}$ M. B... est revu un mois après et l'on trouve encore $S\ O\ D = \frac{1}{2}$ $S\ O\ G = 1$. Quelques dépôts subsistent sur la cristalloïde.

Observation X.

Atrophie blanche dss nerfs optiques, plus avancée à gauche.

M. Rault, 45 ans, entre à la Clinique le 29 novembre 1877. Son acuité visuelle est de :

$$OD = \frac{1}{9} \qquad OG = \frac{1}{18}$$

Dyschromatopsie : le bleu, le jaune et le gris sont seuls perçus dans leurs teintes normales. A l'ophthalmoscope, on constate la blancheur qui caractérise l'atrophie papillaire.

Du 15 janvier au 3 mars, le malade est soumis à six injections de piocarpine.

L'acuité s'améliore progressivement au point de devenir :

$$O\,D = \frac{1}{2} \qquad O\,G = \frac{1}{4}$$

A l'ophthalmoscope, on constate que les papilles ont repris à peu près leur vascularité normale.

Une particularité intéressante à noter à propos de ce malade, c'est que pendant la première injection il a eu des érections assez fortes et assez persistantes pour être gênantes. Ce fait l'a d'autant plus frappé qu'il est habituellement d'une très-grande frigidité.

Le malade quitte la Clinique et reprend ses travaux ; au 28 mars, il peut lire une lettre l'invitant à passer à la clinique à cette date, on constate que son acuité a encore gagné. Elle est de :

$$O\,D = \frac{1}{2} \qquad O\,G = \frac{1}{3}$$

Observation XI.

Atrophie du nerf optique totale de l'œil gauche.

Mme Coconnnier, 33 ans, blanchisseuse, entre à la Clinique le 26 janvier 1877.

Il y a quinze jours, cette malade n'ayant pas aperçu une voiture qui venait sur elle, s'est avisée de fermer successivement un œil, puis l'autre, et elle s'est aperçue d'une perte complète de la vision à gauche. Suivant Mme C..., cet état remonterait probablement à deux mois, époque à laquelle elle apprit subitement une nouvelle pénible qui causa sur elle tant d'émotion que subitement elle fut prise de vertige, d'étourdissement et de suffocation.

L'examen ophthalmoscopique permet de constater une atrophie complète de la papille, avec disparition des vaisseaux propres de la papille. Le diagnostic est atrophie de cause cérébrale.

La malade est soumise à un traitement énergique : vomitifs, électrisation continue, injections de strychnine, etc. La vue semble un peu se ranimer dans la moitié externe de la rétine gauche ; la malade arrive à déchiffrer à 1 pouce les lettres qu'elle devrait lire à 40 pouces ; mais cet état ne persiste pas dès que la malade suspend la médication et au 20 janvier 1878, c'est-à-dire après plus de six mois d'absence, elle revient à la Clinique ; cette fois l'œil gauche n'a plus aucune perception lumineuse et la papille est absolument atrophiée.

Cependant, sur la demande de la malade, une nouvelle médication est tentée. Huit injections de nitrate de pilocarpine à la dose de 2 centigr. 1/2 sont faites, l'œil gauche perçoit de nouveau la lumière.

Bien que ce résultat semble insignifiant au premier abord ; il est cependant considérable, si l'on a égard à l'état d'atrophie confirmée du nerf optique.

Observation XII.

Glaucome hémorrhagique double opéré. Retour partiel à la vision. Injection de nitrate de pilocarpine. Retour complet de la vision dans un œil.

Mme Massé, 34 ans, fut prise à la suite d'une ophthalmie purulente d'un double glaucome hémorrhagique. Elle était absolument aveugle, opérée par nous le 19 juin 1877 d'une double iridectomie, les caillots du fond de l'œil se résorbent peu à peu, le corps vitré reprend sa transparence et l'on peut constater l'excavation des deux nerfs optiques. Dans l'œil gauche, la compression des éléments sensibles de la rétine a été telle que l'on ne peut espérer de retour à la vision; au contraire, dans l'œil droit, à mesure que les milieux s'éclaircissent, l'acuité qui était nulle remonte peu à peu et atteint S O D $= \frac{1}{2}$. C'est alors au 22 janvier suivant que la malade vient réclamer encore nos soins.

A cette époque, la tension intra-oculaire des deux globes est encore au-dessus de la normale. Les cicatrices laissent filtrer l'humeur aqueuse et celle-ci s'infiltre sous la conjonctive qui est toujours œdématiée. L'acuité est S O D $= \frac{1}{2}$. S O G $=$ O.

Sept injections de nitrate de pilocarpine de 2 centigr. 1/2 sont pratiquées du 22 janvier au 2 février. L'acuité devient S O D $= 1$, mais dans l'œil gauche, la sensibilité rétinienne ne peut être réveillée.

A la suite de ce traitement, toute filtration à travers la cicatrice a complètement disparu.

De cette observation, il faut tirer cette conclusion que la pilocarpine a une puissante action sur les milieux de l'œil, en modifiant soit leur structure, soit leur sécrétion.

Observation XIII.

N° 2938. — *Asthénopie accomodative suite de conjonctivite purulente. Guérison rapide.*

Mme Brossard, 25 ans, a contracté de son enfant une ophthalmie purulente au 16 novembre 1877. Les yeux ont été en danger, les cornées se sont ulcérées ; mais par le traitement hydrothérapique (douches filiformes) la restauration des cornées est complète.

Toutefois au 22 janvier 1878 la malade ne peut lire facilement. Les yeux se troublent au moindre effort de lecture, les lettres s'embrouillent et les douleurs orbitaires apparaissent. Bref on retrouve tous les symptômes de l'asthénopie accommodative.

Quatre injections de 2 centigr. 1/2 de nitrate de pilocarpine sont faites du 29 janvier du 2 février. Après la 4e SOD = 1 SOG = 1. C'est-à-dire que la malade peut lire et écrire sans douleur, même sans fatigue.

Observation XIV.

N° 3138. — *Atrophie commençante des nerfs optiques. Notable amélioration persistante.*

Mlle Martin, âgée de 26 ans, se présente à la clinique le 6 janvier 1878 avec une diminution considérable de la vision ; de la dyschromatopsie et de la diminution du champ périphérique. Examinée à l'ophthalmoscope, elle offre des papilles blanches dépourvues de vaisseaux capillaires. L'acuité dans les deux yeux est égale à un tiers de l'acuité normale. — 3 injections de 2 centigrammes puis de 3 centigr. de nitrate de pilocarpine dans l'espace de vingt jours environ. L'acuité devient bientôt égale dans les deux yeux à 1/2. L'examen ophthalmoscopique dans l'intervalle des injections montre le développement progressif de la vascularité papillaire.

La malade revue quelques semaines après avait conservé la même acuité et repris ses travaux habituels.

Observation XV.

N° 2905. — *Vascularisation totale des cornées suite de brûlure.*

M. Lecollier a eu les deux yeux brûlés par l'ammoniaque en vapeurs surchauffées. Les divers traitements auxquels a été soumis le malade n'ont pu enrayer le développement des vaisseaux qui ont envahi la totalité des cornées. C'est alors le 9 novembre 1877 qu'il vient réclamer nos soins à la clinique. Cette vascularité des cornées résistant à la médication à laquelle nous soumettons le malade, nous songeons aux injections de pilocarpine. Deux sont faites mais sans amener de changement dans l'état du malade.

Cette observation, bien que peu probante vu le petit nombre des injections, a dû être rapportée car nous relatons ici tous les cas dans lesquels nous avons recours à la médication pilocarpique.

Observation XVI.

N° 3327. — *Amblyopie nicotinique.*

M. Nicollet, 50 ans, entre à la Clinique le 3 mars 1878. Sa vue a beaucoup baissé depuis plusieurs mois par suite d'abus du tabac. Son acuité est égale à SOD $= 1/4$ — SOG $= \frac{1}{3}$. La chromatopsie est diminuée. Il y a léger scotome central. Anémie prononcée de la papille.

Du 10 mars au 7 avril M. Nicollet est soumis à 5 injections de 3 centigrammes de nitrate de pilocarpine. Le 14 mars l'acuité est de $\frac{1}{3}$ dans les deux yeux, Le 18 mars elle est de SOD $= \frac{1}{3}$ — SOD $= \frac{1}{2}$. En même temps que la vue s'améliore les forces reviennent et le malade déclare qu'il a plus d'énergie au travail.

Le 26 mars après la quatrième injection l'acuité devient

$$\text{S. OD} = \frac{2}{3} - \text{S. OG} = \frac{2}{3}.$$

Observation XVII.

N° 2373. — *Choroïdite atrophique plus prononcée à gauche.*

M. Mauguière, 15 ans, est atteint de myopie progressive. Au 1er juillet 1877, date de son entrée à la clinique, son acuité au tableau de Snellen est de S. OD $= \frac{1}{2}$ S. OG $= \frac{1}{18}$.

Le traitement auquel est soumis ce jeune homme pendant neuf mois n'amène aucun changement notable dans son état. Soumis le 12 et le 14 mars 1878 à deux injections de 3 centigrammes de nitrate de pilocarpine, l'acuité devient S. OG $= \frac{2}{3}$ S. OG $= \frac{1}{18}$.

Comment peut-on expliquer cette différence dans l'acuité, si ce n'est par un changement dans l'appareil dioptrique de l'œil dû à une diminution dans le volume des humeurs de l'œil. Si cette amélioration était passagère, on pourrait la croire due à une action sur le muscle accommodateur ou sur l'iris ; mais cette amélioration a persisté chez ce malade qui a été revu plusieurs fois depuis sa sortie de sa clinique.

A l'optomètre Badal l'œil droit corrige avec dioptrie l'œil gauche avec 7 dioptries.

Observation XVIII.

N° 3334. — *Ophthalmie sympathique. Diminution de l'acuité de l'œil sain. Enucléation du moignon. Même état de la vision. Injections de pilocarpine, retour absolue de la vision.*

Mme Lebegue, 34 ans, a eu l'œil droit perforé par accident. Irido-choroïdite consécutive. La diminution de l'acuité dans l'œil gauche et les douleurs sympathiques décident la malade à venir nous consulter. L'énucléation du moignon est pratiquée le 8 mars 1878.

A cette époque, l'acuité de l'œil gauche est égale à S. OG $= \frac{2}{3}$ et elle persiste sans changement jusqu'au 15 mars. L'examen ophthalmoscopique permet de constater une notable diminution de la vascularité de la papille.

Le 16 mars, Mme Lebegue est soumise à l'action du nitrate de pilocarpine. Une injection de 3 centigrammes est faite le 16 mars et brusquement le 17 mars l'acuité est devenue S. OG = 1. Cet état s'est maintenu. La vascularité de la papille a reparu.

Observation XIX.

Rétinite spécifique, exsudative, hémorrhagie rétinienne.

M. L..., 46 ans a contracté la syphilis il y a plusieurs mois. Lorsque le 27 mars il se présente à la clinique on constate dans l'œil droit un exsudat masquant la pupille. Le long des vaisseaux de la rétine on aperçoit plusieurs foyers hémorrhagiques ; dans l'œil gauche l'exsudat est moins prononcé. L'acuité est au 27 mars S. O. D. $= \frac{1}{24}$ — S. O. G $\frac{1}{6}$ Le malade est soumis au traitement rationnel ; en même temps on lui fait des injections de nitrate de pilocarpine à la dose de 3 et de 4 centigrammes.

Après la troisième injection, l'acuité devient :

$$\text{SOD } \frac{1}{12} - \text{SOG} = \frac{1}{4}$$

Après la cinquième :

$$\text{SOD} = \frac{1}{4} - \text{SOD} = \frac{1}{4}$$

Après la sixième l'acuité est: S,OD $= \frac{1}{3}$, faible S,OG $\frac{1}{4}$

C'est alors, le 13 avril que le malade quitte clinique et cesse les injections, sans interrompre le traitement ioduré et hydrargyrique.

A ce moment l'ophthalmoscope permet de constater que les exsudats ont diminués et que les foyers hémorrhagiques se sont résorbés.

Mais lorsqu'il se présente à la clinique le 1er mai, après une absence de 18 jours, l'acuité est brusquement tombée à

$$S{,}OD < \frac{1}{60} \quad S{,}OG = \frac{1}{4}$$

L'ophthalmoscope montre alors un exsudat rétinien plus prononcé que précédemment dans l'œil droit.

De nouvelles injections de nitrate de pilocarpine sont faites ; à la huitième de la nouvelle série : $S{,}OD = \frac{1}{6}$ $S{,}OG = \frac{1}{4}$.

A ce moment l'exsudat est à peu près entièrement disparu des deux yeux.

L'amélioration s'est maintenue, l'acuité a même notablement gagné elle est arrivée à près de 1/2 pour les deux yeux. Le malade a pu reprendre ses travaux.

Aucune observation ne peut mieux montrer l'influence de la pilocarpine sur la résolution des exsudats de nature spécifique.

Observation XX.

N° 3482. *Double staphylome postérieur. — Ramollissement du corps vitré. — Mouches volantes. — Myopie de sept dioptries.*

Mme Lioger, 30 ans, se plaint vivement de mouches volantes et de mouches fixes ; elle accuse une myopie rapidement progressive. L'ophthalmoscope permet de constater un double staphylome postérieur plus avancé dans l'œil droit. L'optomètre de Badal fixe à sept dioptries la myopie de chaque œil ; l'acuité mesurée au tableau de Snellen donne $S.\,O\,D = \frac{1}{9}$ $S.\,O\,G = \frac{1}{9}$.

Le 8 avril, Mme Loigier est soumise aux injections de nitrate de pilocarpine à la dose de 3, puis de 3 centigr. 1/2. Dès la troisième injection, la malade déclare que sa mouche est moins apparente et que sa vision à distance s'est améliorée. L'acuité devient égale à $S.\ OD = \frac{1}{7}$ — $S.\ O\ G = \frac{1}{7}$.

La malade supporte du 8 avril au 17 mai, 15 injections. A cette époque, elle déclare que sa vision à distance s'est encore améliorée. Elle ne saurait se tromper à cet égard, car elle voit maintenant à une horloge située sur un clocher, l'heure qu'elle ne pouvait plus distinguer depuis longtemps. Les mouches volantes sont aussi moins prononcées.

Mesurée au tableau de Snellen, l'acuité est à ce moment :

$$S.\ O\ D = \frac{1}{3} \qquad S.\ O\ G = \frac{1}{4}$$

Les injections sont suspendues, l'acuité baisse un peu les premiers jours ; mais au 4 juin, elle est de 1/3 faible pour les deux yeux.

L'examen ophthalmoscopique n'a révélé aucun changement dans l'état des staphylomes. Dès lors, comment expliquer cette amélioration de la vision, si ce n'est pas une modification dans l'état de milieux de l'œil qui deviennent à la fois moins abondants et plus transparents.

Observation XXI (n° 2003).

Kératite d'Hutchinsonn. — Dépôts plastiques dans la chambre antérieure et dans l'épaisseur de la cornée.

Mlle M..., âgé de 7 ans 1/2, entre le 26 mars 1877 à la Clinique. La vision est absolument perdue. Il y a perforation de la cornée droite. La gauche est entièrement vascularisée. En même temps on constate chez cette enfant chute de cheveux, nécrose des os palatins, ganglions cervicaux. Elle est soumise aux douches oculaires froides et au traitement reconstituant ; tous les accidents s'améliorent. La cicatrisation de la cornée droite s'effectue et la vascularité des deux cornées disparait.

Au 8 mai 1878 la vision devient $S.OD = \frac{1}{12}$ — $G.OG = \frac{1}{5}$. C'est alors que du 10 au 16 mai on fait cinq injections de nitrate de pilocarpine à la dose de 3 centigr., l'acuité devient $SOD = \frac{1}{9}$ $SOG = \frac{1}{4}$ au 13 mai. Un mois environ après ce traitement, l'acuité avait encore gagné ; au 2 juin l'acuité était de $SOD = \frac{1}{2}$ $SOG = \frac{1}{3}$.

Observation XXII (n° 3623).

Asthénopie accommodative. — Hypermétropie. — Taies anciennes.

Mlle Grédig, âgée de 36 ans, est atteinte d'asthénopie accommodative résultant d'une hypermétropie de 7 dioptries. De plus elle présente sur la cornée droite une taie ancienne. Son acuité est $SOD = \frac{1}{3}$ — $SOG = 1$.

Livrée à l'enseignement, elle réclame impérieusement le retour complet à la vision. Entrée le 14 mai à la Clinique, elle est soumise à 7 injections de nitrate de pilocarpine à la dose de 3 centig.

Au 17 mai, l'acuité au tableau de Snellen est de 1|2 dans les deux yeux et elle reste telle. Une paire de lunettes permet alors à Mlle Grédig de reprendre ses travaux avec la plus grande facilité, car les lunettes corrigent absolument son hypermétropie et ses yeux armés de lunettes ont une acuité égale à 1.

Cette observation présente ceci de particulier que l'acuité a augmenté dans un œil et baissé dans l'autre. Nous pensons que l'on doit voir dans ce fait une nouvelle preuve de l'action de la pilocarpine sur les milieux de l'œil.

Observation XXIII (n° 3598).

Parésie rétinienne de l'œil droit.

Mlle Garros, 17 ans, se présente à la Clinique le 3 mai 1878. Elle se plaint de ne pas voir de l'œil droit aussi bien que de l'œil gauche ; mais elle ne sait pas depuis combien de temps elle est dans cet état.

L'examen des deux yeux au moyen de l'optomètre indique une réfraction normale. Il n'y a d'ailleurs point d'astygmatisme. La pupille de l'œil droit est peu mobile sous l'influence de la lumière. Enfin l'ophthalmoscope montre une papille anémiée et plate comme celle d'une rétine qui n'a pas fonctionné depuis longtemps. L'acuité est égale à $\frac{1}{7}$.

Pour nous cette jeune malade est atteinte d'une parésie infantile de la rétine.

Nous la soumettons aux injections de nitrate de pilocarpine à la dose de 3 à 3 centig. 1|2. Dès les premières la vue s'améliore, et au bout de 13 injections l'acuité était S. OD $= \frac{1}{2}$ S. OG $=$ I. De l'œil droit Mlle G... peut enfiler une aiguille. La papille à l'ophthalmoscope a repris son aspect normal. L'iris est contractile sous l'influence de la lumière

Observation XXIV (n° 3625).

Parésie rétinienne, œil gauche. — Mouches volantes de ce côté.

Mme Bilger, 29 ans, se présente à la Clinique le 8 mai 1878. Elle se plaint de mouches volantes dans l'œil gauche avec diminution de la vue de ce côté.

La réfraction est normale. Pas d'astygmatisme. Un peu d'anémie de la papille. On ne peut reconnaître ici que les premiers symptômes offerts par une rétine dont les fonctions commencent à s'éteindre.

Mme Bilger est soumise à 7 injections de nitrate de pilocarpine, à la dose de 3 à 3 centig. 1/2. Les fonctions de la rétine se réveillent, la vascularité de la papille reparaît et alors que l'acuité était au début S O D = 1 — S O G = $\frac{1}{18}$ elle devient supérieure à l'acuité normale, car la malade peut lire à plus d'un mètre les caractères n° 1 de l'échelle de Snellen.

Observation XXV (n° 3527).

Glaucome aigu de l'œil gauche opéré par iridectomie. — Retour partiel de la vision. — Injections de pilocarpine. — Notable amélioration.

Mme Adrien, 54 ans, est prise subitement le 11 avril 1878 de glaucome de l'œil gauche. L'œil droit est staphylomateux et perdu depuis longtemps. Elle entre à la clinique le 14 avril et est opérée sur le champ par iridectomie. La vision qui était absolument nulle est égale, 21 avril, à $\frac{1}{18}$. L'examen à l'ophthalmoscope est devenu possible. On constate l'excavation du nerf optique.

Le 24 avril. J'opère la malade de son staphylome antérieur, afin de faire placer un œil artificiel. L'acuité, dans l'œil glaucomateux, continue à s'améliorer.

Le 3 juin elle est de 1/4.

Du 6 au 17 juin, six injections de nitrate de pilocarpine sont pratiquées à la dose de 3 centigrammes. L'acuité, finale est de 1/2. L'excavation du nerf optique semble être la même que précédemment. La malade à l'aide de lunettes peut reprendre ses occupations.

Observations prises sur les animaux

Observation I.

(N° 3361). Braque de 16 k. 1/2. 9 mars 1878. Injection de 6 gouttes d'une solution au $\frac{1}{10}$ de nitrate de pilocarpine au niveau de la poitrine.

Température anale initiale 38.3. Pouls 70.

1 min. 1/4 après l'injection le chien déglutit sa salive ; en même temps il est pris d'un frisson intense.

3 min. Pouls 144. Le chien bave. Le thermomètre anal s'élève de 0,1 seulement.

4 min. Le pouls trop fréquent ne peut être compté : 144 au minimum. Les yeux sont très-larmoyants, le nez coule.

6 min. La peau présente un certain degré d'humidité que l'on constate en glissant les doigts sous les poils. Temp. 38.4.

8 min. Les yeux pleurent beaucoup ; le nez coule ; le chien déglutit et bave. Pouls 114.

9 min. 1/2. Pouls 108. Le chien, quoique attaché sur la table, urine abondamment.

13 min. Pouls 96.

14 min. Vomissements de glaires. Temp. 37.8 ; la conjonctive est très-injectée.

15. min. le larmoiement cesse. Temp. 38.85.

18 min. Temp. 38.9. Pouls 90.

20 min. Temp. 39. Le chien est mis en liberté.

30 min. Le chien vomit plusieurs fois, d'abord des mucosités, puis de la bile et des débris d'aliments.

40 min. Temp. 39.3.

Midi 1/2. Temp. 38.6.

1 h. Temp. 38.5.

3 h. Temp. 38.5.

Le lendemain. Temp. 38.5

Le chien a eu des frissons pendant l'heure qui a suivi l'injection ; puis il s'est remis complètement, a bien mangé, et est resté en érection la plus grande partie de la journée.

Observation II.

(N° 3403). Braque noir et blanc, 14 mars 1878.

Injection de 4 gouttes d'une solution au $\frac{1}{10}$ de nitrate de pilocarpine, au niveau de la poitrine.

Température anale avant l'injection 39. Pouls 74. très-irrégulier.

2 minutes après l'injection. Pouls 148, fort ; les intermittences diminuent.

4 min. La salive s'écoule de la gueule.

5 min. Temp. 38.8. Pouls 144.

7 min. L'œil est larmoyant. Temp. 38.9. Pouls 114. Les frissons sont intenses.

10 min. 1/2. Pouls 118. Il baisse ensuite de minute en minute jusqu'à 100 puls.

13 min. 1/2. Temp. 39.

17 min. Temp. 39.1.

19 min. 1/2. Pouls 96. Temp. 39.1.

22 min. Le chien est mis en liberté. Deux selles abondantes et successives.

24 min. Miction abondante.

28 min. Selles diarrhéiques. La salive coule abondamment. Les selles ne sont bientôt plus constituées que par un liquide incolore.

Le chien éprouve un grand frisson, mais il ne paraît pas ressentir de malaise.

2 h. après l'injection. Temp. 38.5.

4 h. — Temp. 37.9. Les frissons et la salivation ont duré jusqu'à ce moment.

16 mars. Deuxième injection de nitrate de pilocarpine à la dose de 6 gouttes de solution au $\frac{1}{10}$.

Temp. anale initiale 38.6. Pouls 80, irrégulier.

2 min. après l'injection. Temp. 38.6. Pouls 116.

4 min. La salive s'écoule. A mesure que le pouls est plus fréquent, il devient plus régulier.

6 min. Temp. 38.7. Pouls 116.

8 min. Temp. 38.8. Pouls 116. Les yeux sont larmoyants. Dans les aines on constate un peu d'humidité.

11 min. Temp. 38.8. Pouls 112. Larmoiement très-abondant.

14. min. Le chien est mis en liberté. Il urine immédiatement, et se vide, tout en salivant beaucoup ; puis il vomit des glaires et de la bile.

17 min. Urine une deuxième fois.

18 min. Nouvelle selle liquide. Salive abondante.

20 min. Ténesme rectal sans résultat.

22 min. Le chien est mieux ; il s'occupe de ce qui l'entoure.

24 min. La sécrétion salivaire est encore très-abondante.

25 min. Selles diarrhéiques. Salive abondante.

32. min. Salive toujours autant.

1 h. 1/2 après l'injection. Temp. 38.9. La salive est toujours abondante.

2 h. La salivation commence à cesser. Temp. 39.

3 h. 1/2. Temp. 39.1.

5 h. Temps. 38.8. Le frisson a duré à peu près tout le jour. Cependant le chien a bien mangé. Le lendemain il a paru fatigué. Le surlendemain il était complètement remis.

Observation III.

(N° 3403). — Bull, terrier blanc de 12 kil. 19 mars 1878. Injection de 6 gouttes d'une solution au dixième de nitrate de pilocarpine au niveau de la poitrine.

Température anale initiale 39°,55. Pouls 90. Nombre des globules sanguins avant l'injection 7,125,000.

1 minute après l'injection. Pouls 132. En même temps les frissons se manifestent.

2 min. La salivation commence. Temp. 39°,55.

3 min. Pouls 144, plein et fort. Yeux très-larmoyants. T. 39°,55.

4 min. Nausées. Temp. 39°,6. Pas d'humidité sensible à la peau ; mais grande chaleur dans les plis des membres.

6 min. 1/2. Pouls 144. Temp. 39°,8. Le chien déglutit beaucoup.

9 min. 1/2. Pouls 144.

10 min. 1/2. Pouls 102.

11 min. Temp. 39°,4. Le chien est mis en liberté.

12 min. Miction abondante.

13 min. Première selle peu abondante.

15 min. Nouvelle miction, moins abondante.

17 min. Deuxième selle.

18 min. Vomissements.

Nombre des globules 1/2 heure après l'injection 6,875,000.

Observation IV.

(N° 3404). — Bull, terrier de 4 kil. 19 mars 1878. Injection de 4 gouttes de nitrate de pilocarpine en solution au dixième, au niveau de la poitrine.

Température anale initiale 38. Pouls 90. Nombre des globules 6,750,000.

1 minute après l'injection. Pouls 138. Temp. 38°.

2 min. La salive coule ; sécrétion nasale.

2 min. 1/2. Pouls 132.

3 min. Pouls si tumultueux qu'il est impossible de le compter. Temp. 39°,1

5 min. Vomissements abondants, glaireux. Pouls 120.

6 min. Nouveaux vomissements abondants, bilieux, continus, sans efforts.

6 min. 1/2. Nausées. Pouls très-petit. Chaleur et humidité manifeste aux plis des aines.

10 min. Le chien mis en liberté, urine.

11 min. Nouvelle miction et selles.

16 min. Vomissement de mucosités abondantes.

56 min. Numération des globules 6,950,000.

Observation V.

(N° 3405). — Chat de 1 kil. 20 mars 1878. Injection de 3 gouttes de pilocarpine en solution au dixième, au niveau de la poitrine.

Pouls initial 100.

2 minutes après l'injection. Le chat avale sa salive.

6 min. Il se vide et urine. La salive coule très-abondamment. Le pouls est trop fréquent pour pouvoir être compté.

10 min. Le chat rend ses aliments.

1 heure et demi après, Vomissements très-fréquents, se composant de liquide spumeux assez semblables à des glaires non colorés par la bile. L'animal paraît très-faible ; cependant il prend du lait. Il est resté frileux toute la journée, mais le lendemain il a repris toute sa gaieté.

Observation VI.

(N° 3476). — Deux souris blanches. 3 avril 1878.

Injection de 1/2 gouttes de nitrate de pilocarpine en solution au dixième chez la première ; et d'une quantité indéterminée chez la seconde, une partie du liquide étant ressortie.

D'abord gaies, elles deviennent bientôt immobiles ; le train postérieur semble parésié ; elles portent la queue perpendiculairement.

2 min. La salivation et le larmoiement commencent. La respiration semble très-accélérée, l'anxiété paraît très-grande ; elles jettent par instants de petits cris ; mais elles restent impressionnables au bruit et au moindre souffle. Selles, miction, salivation très-abondante.

La première est morte le soir dans les convulsions après avoir eu de la diarrhée.

La deuxième chez laquelle la plus grande partie de l'injection était ressortie ne paraît plus malade le lendemain matin.

Observation VII.

Jument baie âgée de 18 ans environ, très-fatiguée et destinée à être sacrifiée.

Injection de 50 centigrammes de nitrate de pilocarpine en solution au dixième, au niveau de l'ars.

Température initiale 38°,8; pouls 54.

2 minutes après l'injection, la salive commence brusquement; le canal salivaire est gros comme deux plumes d'oie.

5 minutes. Temp. 39°,0. Le pouls filiforme ne peut être facilement compté, 72 pulsations environ.

8 minutes. Temp. 38°,7.

9 minutes 1/2. L'animal fiente.

11 minutes 1/2. La respiration s'accélère, la transpiration commence d'abord aux aines.

13 minutes 1/2. 28 respirations au lieu de 12 à 13. La sueur coule sur le ventre. Léger frissonnement.

17 minutes. Canal salivaire toujours très-volumineux. Larmoiement commence.

20 minutes. La pupille est plus petite que normalement. Pouls 48. Fiente pour la deuxième fois.

25 minutes. Temp. 36°8. L'animal fiente pour la troisième fois.

30 minutes. La salive coule sans interruption en filet gros comme un crayon. De temps en temps le cheval tousse et rejette alors un flot de liquide glâireux et mousseux. La sueur tombe en gouttes de tout le corps. Les naseaux jettent. Pouls 44.

33 minutes. Le cheval fiente pour la quatrième fois. Les yeux ne pleurent plus.

36 minutes. Le canal salivaire de Sténon est toujours aussi volumineux. Le cheval fiente pour la cinquième fois.

37 minutes. La transpiration paraît s'arrêter. 22 respirations.

28 minutes. Sixième évacuation, les matières encore formées sont entourées de mucus intestinal. La salive coule toujours en filet.

41 minutes. La sueur ne coule plus. Le filet de salive est moins continu. Les yeux sont secs.

45 minutes. Du mucus intestinal est rejeté sans matières. Les canaux salivaires sont toujours aussi engorgés.

47 minutes. Les selles ne sont plus moulées.

50 minutes. Pendant tout le temps de l'opération le cheval a dégluti une partie de la salive, il tousse par intervalle une seule fois et rejette alors un flot de salive. Le tremblement n'a duré que très-peu, seulement pendant la grande transpiration.

55 minutes. Le cheval ne semble pas plus abattu qu'avant l'injection, un peu de ténesme rectal. 20 respirations. Toujours déglutition. Salive coule en filet interrompu.

60 minutes. La salive coule toujours en filet interrompu et de plus en plus fin.

70 minutes. La salive coule toujours.

75 minutes. 15 respirations. Encore un peu de ténesme anal. Pas d'urine pendant toute l'opération. Temp. 38°.

105 minutes. La salive coule encore un peu. Nouvelle selle demi-solide. On présente au cheval du fourrage en vert d'un côté, et de l'autre du son avec de l'avoine. Le cheval laisse le fourrage vert pour le son et l'avoine, ce qui semble indiquer que la soif est moins vive que la faim.

Dans la soirée, le cheval a eu encore deux selles diarrhéiques ; mais il a repris son allure habituelle.

La portion de salive et de sueur recuillies, analysées par M. Limousin contenaient de la pilocarpine.

Observation VIII.

Même jument que précédemment ; deuxième injection de 50 cent. de nitrate de pilocarpine en solution au 1/10.

7 mai 1878. Température initiale 39,5. Pouls 48. Respiration 14 à 15.

2 minutes 3/4 après l'injection, la salivation commence, un petit filet s'écoule entre les lèvres, le cheval fait des efforts pour déglutir et lécher pour ainsi dire cette salive.

4 minutes. Temp. 39,3.

5 minutes. Temp. 39,2.

7 minutes. Pouls 54. Première défécation solide.

8 minutes. Les larmes coulent.

8 minutes 1/2. Temp. 39,35. Suintement très-abondamment par les naseaux.

10 minutes. Pouls 72. 30 respirations. Temp. 39,35.

11 minutes 1/2. Temp. 39,35. La peau commence à devenir humide dans les endroits où il n'y a pas de poils.

12 minutes. La transpiration commence à l'épaule.

13 minutes. La sueur perle et mouille les poils sur tout le corps.

15 minutes 1/2. Temp. 38,6. La sueur goutte sous le ventre.

17 minutes 1/2. Deuxième évacuation. Temp. 39,45. Pouls 54. Respirations 36.

20 minutes. Temp. 39,4. L'œil reste très-larmoyant, mais ne s'injecte pas. Le canal salivaire est gros comme le petit doigt. L'animal semble plus affaissé que la première fois.

23 minutes. Pouls 60. Temp. 39,25.

24 minutes 1/2. 36 inspirations. La sueur coule de toutes parts. Le frisson commence et se généralise.

26 minutes. Troisième défécation solide.

27 minutes. Pouls 54. Moins de sueur qu'à la dernière séance, plus d'abattement.

28 minutes. Quatrième défécation accompagnée de mucus intestinal.

31 minutes. Temp. 39,15. Respirations 30.

34 minutes. Temp. 39,0.

36 minutes. La transpiration est tout à fait arrêtée.

37 minutes. Cinquième défécation plus abondante, non moulée. Ténesme rectal. Temp. 38,9. Pouls 54.

42 minutes 1/2. Temp. 38,8.

46 minutes. Sixième défécation non moulée.

50 minutes. Temp. 38,8.

55 minutes. Les larmes coulent toujours. Le cheval est beaucoup

plus abattu que la dernière fois, il cherche à se reposer tantôt sur une jambe, tantôt sur l'autre.

56 minutes. Pouls 54. Respirations 24. Salive toujours abondante.

58 minutes. Selle délayée.

60 minutes. Les larmes coulent encore. Temp. 38,7. Ténesme anal.

61 minutes. Septième selle de plus en plus claire. La salive coule toujours; cependant en pesant celle qu'a rendu le cheval en une heure, on trouve un poids de 8 kilog.

On présente au cheval de l'eau et du son, il boit d'abord; mais sans grande avidité; puis il mange avec moins d'avidité que la dernière fois.

Le lendemain le cheval était tout à fait reposé et il avait repris ses habitudes.

Paris. — A. PARENT, imprimeur de la Faculté de Médecine, rue M.-le-Prince, 29-31.

De l'action physiologique du Nitrate de Pilocarpine, et de ses effets thérapeutiques dans les affections oculaires,

par le Dr Gillet de Grandmont.

Noms des Malades.	Numéros d'inscription	Diagnostic	Nombre d'injections	Dose en centigrammes	Dates des injections	Température oculaire (Avant OD, OG; Après OD, OG; Différence)	Tempre buccale (Avant, Après, Différence)	Pouls (Avant, Pendant, Après)	Nombre des globules sanguins (Avant, Après, Diff.)	Poids des vêtements (Avant, Après, Diff.)	Dynamomètre (Avant MD, MG; Après MD, MG; Différence)	Début de la rougeur	Début de la sueur	Volume de la salive	Urine	Acuité visuelle (Avant le traitement OD, OG; Après le traitement OD, OG)	Observations
Mme Monty	2 303	Staphylome post.	[illegible]	[illegible]	[illegible]								4'	250			Les symptômes n'ont pu être notés chez cette malade qui retournait à ses travaux.
Mr Douvry	2 200	Rétinite pigmentaire [illegible]	[illegible]	[illegible]	[illegible]	36.8 36.9 36.3 36.9 +0.3	[illegible]	84 100 80; 80 98 85		1150 1300 150; 400 510 110		1' 2'	1' 2'	300 300			[illegible]
Mr Schmidt	2 943	Iritis spécifique	[illegible]	[illegible]	[illegible]								3'				La malade est retournée à ses travaux et s'est enrhumée.
Mme Minière	2 353	[illegible]	[illegible]	[illegible]	[illegible]											[illegible]	[illegible]
Mme Félie	2 734	[illegible]	[illegible]	[illegible]	[illegible]	[illegible]	[illegible]	[illegible]	[illegible]	[illegible]		[illegible]	[illegible]	[illegible]	[illegible]	[illegible]	
Mr Foisin	2 985	[illegible]	[illegible]	[illegible]	[illegible]	[illegible]	[illegible]	[illegible]		[illegible]		[illegible]	[illegible]	[illegible]			
Mme Perry	2 366	[illegible]	[illegible]	[illegible]	[illegible]	[illegible]	[illegible]	[illegible]		[illegible]		[illegible]	[illegible]	[illegible]	[illegible]	[illegible]	[illegible]
Mme Jacoteau	3157	[illegible]	[illegible]	[illegible]	[illegible]	[illegible]	[illegible]	[illegible]		[illegible]		[illegible]	[illegible]	[illegible]	[illegible]	[illegible]	
Mr Bidon	3120	Iritis spécifique [illegible]	[illegible]	[illegible]	[illegible]	[illegible]	[illegible]	[illegible]		[illegible]		[illegible]	[illegible]	[illegible]		[illegible]	
Mr Maux	2993	[illegible]	[illegible]	[illegible]	[illegible]	[illegible]	[illegible]	[illegible]	[illegible]	[illegible]		[illegible]	[illegible]	[illegible]		[illegible]	[illegible]
Mme Couvanier	[illegible]	[illegible]	[illegible]	[illegible]	[illegible]	[illegible]	[illegible]	[illegible]	[illegible]	[illegible]	[illegible]	[illegible]	[illegible]	[illegible]	[illegible]	[illegible]	[illegible]
Mme Masse	[illegible]	[illegible]	[illegible]	[illegible]	[illegible]	[illegible]	[illegible]	[illegible]	[illegible]	[illegible]		[illegible]	[illegible]	[illegible]	[illegible]	[illegible]	[illegible]
Mme Brossard	[illegible]	[illegible]	[illegible]	[illegible]	[illegible]	[illegible]	[illegible]	[illegible]	[illegible]	[illegible]		[illegible]	[illegible]	[illegible]		[illegible]	[illegible]
Mlle Martin	[illegible]	[illegible]	[illegible]	[illegible]	[illegible]	[illegible]	[illegible]	[illegible]	[illegible]	[illegible]		[illegible]	[illegible]	[illegible]	[illegible]	[illegible]	[illegible]
Mme Pecollier	2905	[illegible]	[illegible]	[illegible]	[illegible]	[illegible]	[illegible]	[illegible]	[illegible]	[illegible]		[illegible]	[illegible]	[illegible]		[illegible]	
Mr Viollet	3327	[illegible]	[illegible]	[illegible]	[illegible]	[illegible]	[illegible]	[illegible]	[illegible]	[illegible]	[illegible]	[illegible]	[illegible]	[illegible]		[illegible]	[illegible]
Mr Manguère	2373	[illegible]	[illegible]	[illegible]	[illegible]	[illegible]	[illegible]	[illegible]	[illegible]	[illegible]		[illegible]	[illegible]	[illegible]	[illegible]	[illegible]	
Mme Lebègue	3354	[illegible]	[illegible]	[illegible]	[illegible]	[illegible]	[illegible]	[illegible]	[illegible]	[illegible]		[illegible]	[illegible]	[illegible]	[illegible]	[illegible]	[illegible]
Mr Lebrun	3329	[illegible]	[illegible]	[illegible]	[illegible]	[illegible]	[illegible]	[illegible]	[illegible]	[illegible]	[illegible]	[illegible]	[illegible]	[illegible]	[illegible]	[illegible]	[illegible]
Mme Rogier	3188	[illegible]	[illegible]	[illegible]	[illegible]	[illegible]	[illegible]	[illegible]	[illegible]	[illegible]	[illegible]	[illegible]	[illegible]	[illegible]	[illegible]	[illegible]	[illegible]
Mme Moreau	2005	[illegible]	[illegible]	[illegible]	[illegible]	[illegible]	[illegible]	[illegible]	[illegible]	[illegible]	[illegible]	[illegible]	[illegible]	[illegible]		[illegible]	[illegible]
Mme Grizy	3103	[illegible]	[illegible]	[illegible]	[illegible]	[illegible]	[illegible]	[illegible]	[illegible]	[illegible]	[illegible]	[illegible]	[illegible]	[illegible]			
Mme Garou	3138	[illegible]	[illegible]	[illegible]	[illegible]	[illegible]	[illegible]	[illegible]	[illegible]	[illegible]	[illegible]	[illegible]	[illegible]	[illegible]			[illegible]
Mme Bulger	2633	[illegible]	[illegible]	[illegible]	[illegible]	[illegible]	[illegible]	[illegible]	[illegible]	[illegible]	[illegible]	[illegible]	[illegible]	[illegible]	[illegible]	[illegible]	[illegible]
Mme Adrien	3357	Glaucome [illegible]	6	[illegible]	[illegible]	[illegible]	[illegible]	[illegible]	[illegible]	[illegible]	[illegible]	[illegible]	[illegible]	250 250 270 150 270 270		[illegible]	[illegible]

Recherches sur les animaux.

Nom de l'animal.	Numéros d'inscription	Nombre d'injections	Dose des injections	Date des injections	Tempre anale Avant	Pendant	Après	Pouls Avant	Pendant	Après	Début de l'expectoration	Début des Urines	Début des selles	Début des larmes	Début des vomissements	Début de la transpiration	Observations générales
Chien braque 16 Kilogr	3361	1	2 c.	9 Mars	38.3	39.3	38.5	72	104	90	1' ½	9' ½		4'	13'	6' humidité	Le chien a eu des frissons pendant l'heure qui a suivi l'injection, puis il est remis, a bien mangé et est resté en érection pendant la plus grande partie de la journée.
Chien braque	3404	2	2 c.	13 Mars	39.0	39.1	39.9	70	168		6'	11'	20'	5'			Les selles sont devenues diarrhéiques. Pas de malaise dans le jour.
		3	3 c.	16 Mars	38.6	39.1	38.8	50	116		5'	10'	14'	5'	14'	8' humidité	
Chien bull 12 k.	3403	1	3 c.	9 Mars	39.35	39.5	39.4	96	104		9'	12'	15'	3'	6'		Nombre des globules: Avant 7 125 000, Après 6 1-5 000. Le chien a salivé, vomi et fienté une grande partie de la journée. Le lendemain il est rétabli.
Chien bull 4 k.	3405	1	4 c.	14 Mars	38.4	39.1		90	138	120	9'	10'	11'	5'	6' ½	15' humidité	Nombre des globules: 6 750 000 / 6 950 000. Un peu de faiblesse dans le jour.
Chat 2 k.	3405	1	1 c.	20 Mars				100			9'	6'	3'		10'		Ce chat a été abattu par les vomissements et les selles. Il est resté tout le jour faible, le lendemain il était aussi bien portant que possible.
2 Souris blanches	3396	1	½ c.	3 Avril							2'	2'	3'	2'			Début gaies. Elles deviennent bientôt immobiles. Le train postérieur semble paralysé. Somnolence augmentée, la respiration ralentie. Mort au soir dans les convulsions, l'autre résiste.
Jument 18 ans	3901	2	60 c.	3 Mars	38.1	38.2	38.0	56	72	69	2'		9' ½	17'		4' ½	L'effet saillant a été l'abondance de la salivation, celle de la sueur et de la fréquence des selles. Dès la 1re heure passée le cheval a mangé avec appétit, le lendemain il était absolument rétabli.
id.			50 c.	7 Mars	39.3	39.5	38.8	56	72	58	2'		7'	3'		4' ½	L'effet saillant a été l'abondance de la salive. En une heure, ce cheval a rendu 6 kilogr. de salive. La sueur, bien que coulant par gouttes de toutes les parties du corps a été moins abondante que la fois précédente. Le cheval a été plus abattu, mais il a mangé immédiatement après avec son appétit habituel.

www.ingramcontent.com/pod-product-compliance
Ingram Content Group UK Ltd.
Pitfield, Milton Keynes, MK11 3LW, UK
UKHW020414220726
13923UKWH00004B/1947